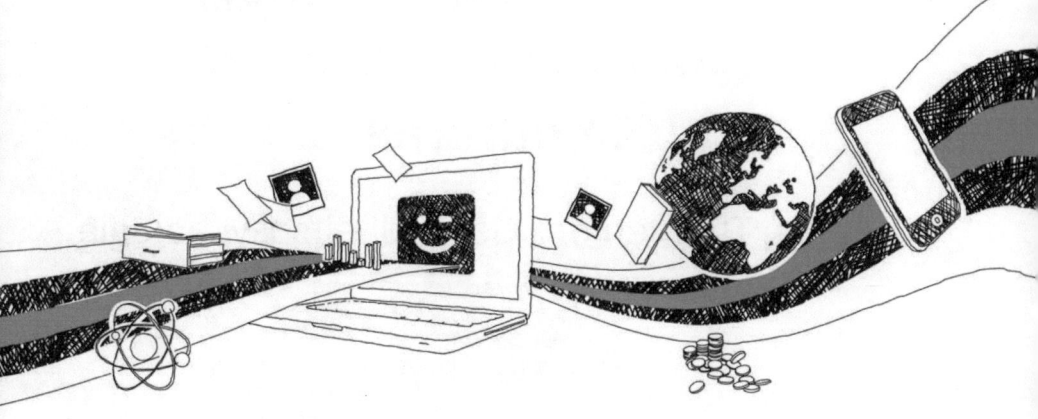
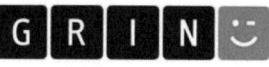

Die Wirksamkeit von Sport im Hinblick auf depressive Syndrome

Aktuelle Themen der Gesundheitspsychologie

Celine Nowakowski

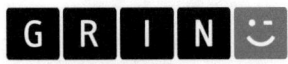

Bibliografische Information der Deutschen Nationalbibliothek:

Die Deutsche Nationalbibliothek verzeichnet diese Publikation in der Deutschen Nationalbibliografie; detaillierte bibliografische Daten sind im Internet über http://dnb.d-nb.de abrufbar.

ISBN: 9783389034712
Dieses Buch ist auch als E-Book erhältlich.

© GRIN Publishing GmbH
Trappentreustraße 1
80339 München

Druck und Bindung: Books on Demand GmbH, Norderstedt Germany
Gedruckt auf säurefreiem Papier aus verantwortungsvollen Quellen

Das vorliegende Werk wurde sorgfältig erarbeitet. Dennoch übernehmen Autoren und Verlag für die Richtigkeit von Angaben, Hinweisen, Links und Ratschlägen sowie eventuelle Druckfehler keine Haftung.

Das Buch bei GRIN: https://www.grin.com/document/1482730

IU Internationale Hochschule
B.Sc. Gesundheitspsychologie
Aktuelle Themen der Gesundheitspsychologie

**Seminararbeit
Wirksamkeit von Sport im Hinblick auf depressive Syndrome**

Vorgelegt von:

Celine Nowakowski

Fachsemester: 5

Abgabedatum: 27.05.2023

Inhaltsverzeichnis

1. Einleitung

Die Anzahl der im Laufe des Lebens an Depressionen erkrankten Menschen steigt kontinuierlich. Mittlerweile gehören Depressionen zu den häufigsten Erkrankungen in Deutschland. Rund 11,3% der Frauen und 5,1% der Männer sind betroffen. Zusammengerechnet sind im Laufe des letzten Jahres rund 5,3 Mio. Bundesbürger an einer Depression erkrankt. Dies entspricht 8,2% der Gesamtbevölkerung (vgl. Eckert 2018, S. 1).

Typische Symptome eine Depression sind innerer Leere, starke Antriebslosigkeit und negative Gedanken und Emotionen. Betroffene ziehe sich oft sozial zurück, verlieren das Interesse an Hobbys und Freizeitaktivitäten und auch die sportliche Aktivität nimmt ab (vgl. ICD-10-GM Version 2023). Dies führt zu einem Teufelskreis, aus dem die Betroffenen häufig nicht mehr ohne professionelle Hilfe herausfinden.

Dabei können Sport und körperliche Aktivität dabei helfen, das Risiko bei der Entwicklung einer Depression auf präventive Weise zu reduzieren sowie in der akuten Phase die Symptome zu verringern und somit zur Genesung beizutragen. Aus diesem Grund sind Sport- und Körpertherapien mittlerweile fester Bestandteil bei der Depressionsbehandlung im stationären Setting. Sie dienen hier als Ergänzung zu psychotherapeutischen und medikamentösen Behandlungsmaßnahmen (vgl. Pdeutschmann, 2022).

In dieser Seminararbeit soll die Wirksamkeit von Sport im Hinblick auf depressive Symptome erörtert werden. Hierfür wird zunächst auf den Begriff und die Symptome einer Depression eingegangen, um dann evidenzbasiert die Auswirkungen von Sport und körperlicher Aktivität auf die psychische Gesundheit darzustellen. Als Grundlage hierfür werden wissenschaftliche Studien und Erkenntnisse herangezogen.

2. Definition und Symptome einer Depression

Eine Depression wird definiert als

„depressive Verstimmung mit Verlust von Freude und Interesse, Veränderungen der Psychomotorik und körperlichen Funktionsstörungen. Das klinische Syndrom (major) Depression/depressive Episode schließt eine heterogene Gruppe verschiedener Typen von Depressionen ein, es lassen sich verschiedene Subtypen unterscheiden." (Laux & Möller 2008, S. 86)

Depressionen gehören zu den häufigsten Volkskrankheiten. Die Lebenszeitprävalenz liegt bei etwa 28,2% für die unipolare Depression, wobei Frauen etwa doppelt so häufig betroffen sind wie Männer. Zudem ist die Prävalenz der 18- bis 29-Jährigen dreimal so hoch wie die der 60-jährigen und älteren Personen (vgl. Berking & Radkovsky 2012, S. 32). Die Krankheit führt einerseits zu einem hohen Maß an psychischen Leidensdruck, aber zum anderen auch zu einem hohen wirtschaftlichen Schäden. Die direkten jährlichen Krankheitskosten betragen in Deutschland rund 4 Milliarden Euro (vgl. Laux & Möller 2008, S. 86).

Die Symptome einer Depression können sich auf unterschiedlichen Ebenen äußern:

1. Emotionale Ebene (z.B. Schuldgefühle, Niedergeschlagenheit)
2. Kognitive Ebene (z.b. Grübeln, negative Gedanken und/oder Einstellung)
3. Physiologisch-vegetative Ebene (z.b. Energielosigkeit, Schlafstörungen)
4. Behaviorale/ motorische Ebene (z.b. Verlangsamung von Sprache und Motorik, Vermeidung von Blickkontakt) (vgl. Beesdo-Baum & Wittchen 2020, S. 1028 f.)

Bei schweren Depressionen besteht zudem die Gefahr von Selbstverletzung, Suizidgedanken und/oder Suizidversuchen (vgl. Kraft et al. 2017, S. 20).

Die Symptome verursachen ein hohes Maß an Leid und/oder Beeinträchtigungen in sozialen, beruflichen oder anderen wichtigen Funktionsbereichen. Für die Diagnosestellung müssen die Symptome laut dem diagnostischen Klassifikationssystem DSM-5 einen Zeitraum von mindestens 2 Wochen anhalten und sich mindestens in einem der beiden Symptome a) depressive Verstimmung oder b) Verlust an Interesse oder Freude äußern (vgl. American Psychiatric Association (APA), 2013).

Hinzu kommt eine erhöhte Komorbidität für weitere sowohl körperliche- als auch psychische Erkrankungen. Auf körperlicher Ebene fallen darunter beispielsweise Diabetes mellitus, koronare Herzkrankheit, eine erhöhte Wahrscheinlichkeit für Schlaganfälle, aber auch neurodegenerative Erkrankungen wie Demenz oder Parkinson. Unter den psychischen Komorbiditäten kommt es am häufigsten zu Angststörungen, substanzbezogene Störungen und somatoforme Störungen (vgl. Pieper et al. 2008, S. 211 ff.).

Der Krankheitsverlauf gestaltet sich individuell sehr unterschiedlich und hängt beispielsweise vom Schweregrad der Erkrankung ab und ob noch weitere psychische Erkrankungen vorliegen. Meist tritt eine erste depressive Episode im Alter von 25-35 Jahren auf. Da es sich häufig um eine phasenhaft verlaufende Erkrankung handelt, können sich Krankheitsphasen und symptomfreie Episoden abwechseln (vgl. Beesdo-Baum & Wittchen 2020, S. 1039). Je mehr depressive Episoden bereits bei einer Person aufgetreten sind, desto höher ist die Wahrscheinlichkeit einer weiteren Episode (vgl. Berking & Radkovsky 2012, S. 33). Bei einer andauernden depressiven Stimmung für einen Zeitraum von mehr als zwei Jahren spricht man von einer Dysthymie (vgl. ICD-10-GM Version 2023).

Bei etwa einem Drittel der Betroffenen tritt nur eine einzelne depressive Episode während des gesamten Lebens auf. Ein weiteres Drittel erfährt mehrere depressive Episoden mit vollständiger Remission der Symptomatik zwischen den einzelnen Episoden. Das letzte Drittel weist einen chronischen Verlauf auf, in dem es zu keiner oder nur unvollständiger Remission kommt (vgl. Beesdo-Baum & Wittchen 2020, S. 1039).

3. Ätiologie

Verschiedene Faktoren führen zu einer erhöhten Wahrscheinlichkeit der Entwicklung einer Depression. Die Wahrscheinlichkeit einer Ersterkrankung ist im Kindheitsalter bis zur Mitte des Jugendalters vergleichsweise gering. Danach steigt das Risiko bis ins höhere Erwachsenenalter an, wobei die Querschnittsprävalenz mit zunehmendem Alter wieder geringer ausfällt und bei über 65-Jährigen am geringsten ist. Frauen sind fast doppelt so häufig von einer Erkrankung betroffen wie Männer. Zudem findet sich ein erhöhtes Erkrankungsrisiko bei Verwitweten und Geschiedenen. Auch ein geringerer sozioökonomischer Status geht mit erhöhten Erkrankungsfällen einher, jedoch ist bisher noch unklar, ob dieser ein Risikofaktor oder eine Konsequenz darstellt (vgl. Beesdo-Baum & Wittchen 2020, S. 1037 f.).

Bestimmte Persönlichkeitsfaktoren (z.B. Alter, Geschlecht) und soziale Faktoren (z.b. niedriger sozioökonomischer Status) begünstigen demnach die Wahrscheinlichkeit des Auftretens einer Depression. Kommt es nun zu einem Zusammenspiel mit einem stressreichen oder traumatischen Erlebnis kann dies in einer depressiven Störung enden.

Trotz der Evidenz für bestimmte Risikofaktoren kann die tatsächliche Entstehung einer depressiven Störung nie alleine auf einen Faktor zurückgeführt werden. Es ist ein komplexes Zusammenspiel aus verschiedenen biologischen, sozialen und psychologischen Komponenten. Dies lässt sich anhand des Konzeptionellen Ätiologiemodell der Depression verdeutlichen:

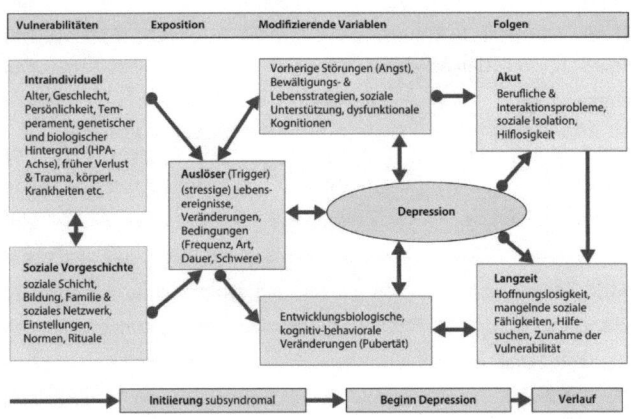

Abbildung 1: Konzeptionelles Ätiologiemodell der Depression

Quelle: Beesdo-Baum & Wittchen 2020, S. 1043

4. Behandlung

Bei der Behandlung einer Depression werden grundsätzlich zwei Interventionsansätze unterschieden:

1. Psychopharmakologische Ansätze
2. Psychotherapeutische Ansätze

Wann welche Behandlung gewählt wird, hängt zum einen von der Anzahl der auftretenden Symptome und dessen Schweregrad ab und zum anderen davon, wie stak sie den Betroffenen in seiner Lebensführung einschränken. Bei einer ersten leichten depressiven Episode soll zunächst eine niederschwellige Behandlung gewählt werden wie beispielsweise Beratungsgespräche oder Online-Angebote. Bei mittelschweren- oder rezidivierenden depressiven Episoden werden psychotherapeutische und medikamentöse Behandlungsverfahren angewandt. Im Falle einer schweren Depression werden beide Methoden kombiniert (vgl. Bundesärztekammer et al. 2022).

Eine psychopharmakologische Therapie erfolgt durch den Einsatz von Medikamenten der Gruppe Antidepressiva. Sie wirken stimmungsaufhellend und antriebssteigernd. Gleichzeitig reduzieren sie auch das Ausmaß der körperlichen Symptome wie beispielsweise Schlafstörungen. Antidepressiva wirken über eine Beeinflussung zentraler Neurotransmitter. Insbesondere Serotonin und Noradrenalin spielen hierbei eine bedeutende Rolle, da es sich um zentrale Botenstoffe bei der Übertragung von Nervenimpulsen handelt. Antidepressiva greifen durch verschiedene Mechanismen in gestörte Transmitterprozesse, die mit an einer Depression beteiligt sind, ein. Die Wirkweise ist jedoch je nach Art des Medikaments sehr vielfältig (vgl. Erfurth & Sachs 2023). Bezüglich der Wirksamkeit einer medikamentösen Behandlung zeigte sich bei 70-80% eine Besserung der Symptomatik. Bei 40-60% kommt es zu einer Remission (vgl. Beesdo-Baum & Wittchen 2020, S. 1062).

Die Deutsche Gesellschaft für Psychiatrie und Psychotherapie, Psychosomatik und Nervenheilkunde definiert die Psychotherapie als:

„Behandlung auf der Basis einer Einwirkung mit überwiegend psychologischen Mitteln (…) z. B. das Anstreben einer positiven Beeinflussung von Störungs- und Leidenszuständen in Richtung auf ein nach Möglichkeit gemeinsam erarbeitetes Ziel (z. B. Symptomminderung) sowie einen geplanten und kontrollierten Behandlungsprozess, der über lehrbare Techniken beschrieben werden kann und sich auf eine Theorie normalen und pathologischen Verhaltens bezieht." (DGPPN 2017, S. 39)

Die Wirksamkeit kognitiver Verhaltenstherapien bei der Depressionsbehandlung wird durch zahlreiche Studien und Metaanalysen gestützt. Dies gilt für kognitive- und verhaltenstherapeutische sowie multimodale Therapiekonzepte (vgl. Beesdo-Baum & Wittchen 2020, S. 1063).

Neben der Psycho- und Pharmakotherapie findet sich zudem ein weiterer Therapieansatz in nichtmedikamentösen somatischen Therapieverfahren. Hierzu zählen neben der Elektrokonvulsive Therapie (EKT), Wachtherapie, Lichttherapie und neueren nichtpharmakologische therapeutische Möglichkeiten auch das körperliche Training, auf das im Folgenden genauer eingegangen werden soll (vgl. DGPPN 2017, S. 8).

5. Körperliche Aktivität, sportliche Aktivität und sportliches Training

Die Deutschen Gesellschaft für Psychiatrie und Psychotherapie, Psychosomatik und Nervenheilkunde (DGPPN) definiert körperliches Training als „geplante, strukturierte und wiederholte körperliche Aktivität zur Erhaltung oder Verbesserung einer oder mehrerer Bereiche körperlicher Fitness" (DGPPN 2017, S. 45).

Es lassen sich verschiedene Arten von Bewegung unterscheiden. Während sich die körperliche Aktivität auf alle physischen Tätigkeiten eines Individuums bezieht, die mit einem erhöhten Energieverbrauch einhergehen, beziehen sich sportliche Aktivitäten auf strukturierte körperliche Aktivitäten, die meist mit einer intensiveren körperlichen Belastung ausgeführt werden. Sportliches Training verfolgt wiederrum ein definiertes Ziel wie beispielsweise die Verbesserung der körperlichen Fitness oder Leistungsfähigkeit. Das gesundheitsstärkende sportliche Training stellt dabei die Stärkung von körperlichen Gesundheitsfaktoren (z.B. Kraft, Ausdauer, Beweglichkeit) und psychosozialen Gesundheitsfaktoren (z.B. Selbstwirksamkeit, Verbesserung der Stimmung) in den Vordergrund (vgl. Wiemeyer & Hänsel 2017, S. 4).

Sport und körperliche Aktivität sind nicht nur wichtig für die körperliche, sondern auch für die psychische Gesundheit. Dies zeigt sich sowohl in der Therapie als auch in der Prävention als Schutzfaktor gegenüber einem verringerten Auftreten von Erkrankungen. Es werden positive Veränderungen auf kognitiver Ebene erreicht, die zu einer Verbesserung von Stimmung und Emotionen, des Selbstwertes und des allgemeinen Wohlbefindens führen. Zudem kommt es auch zu einer besseren Stressregulation, was sich wiederum in einer höheren Leistungsfähigkeit widerspiegelt. Hierdurch wird die Wahrscheinlichkeit des Auftretens bestimmter psychischer Erkrankungen wie beispielsweise Depressionen oder Angststörungen verringert oder im Rahmen therapeutischer Maßnahmen der Heilungsprozess unterstützt (vgl. Wiemeyer & Hänsel 2017, S. 7).

6. Zusammenhänge zwischen Sport und Depressionen

Studien bestätigen die Bedeutung körperlicher Betätigung bei Depressionen. In wissenschaftlichen Übersichtsarbeiten wurde belegt, dass depressive Symptome durch regelmäßige Bewegung reduziert werden konnten. Zudem zeigt sich, dass das Risiko einer Erkrankung bei Menschen mit regelmäßiger sportlicher Aktivität reduziert ist. Aus diesem Grund ist Sport inzwischen eine wichtige Ergänzung zum psychotherapeutischen und pharmakologischen Behandlungsrahmen bei Depressionen (vgl. Kraft, Matura & Cless 2017, S. 21).

In einer niederländischen Studie sollten Zusammenhänge zwischen körperlicher Betätigung in der Freizeit und der Prävalenz, Inzidenz und Verlauf psychischer Störungen hergestellt werden. Die Daten stammen aus der Netherlands Mental Health Survey an Incidence Study, einer repräsentativen Kohortenstudie (N=7.076) niederländischer Erwachsener. Psychische Störungen wurden mit dem Composite International Diagnostic Interview beurteilt und die körperliche Aktivität anhand der wöchentlichen Stundenanzahl ermittelt. Das Ergebnis zeigte, dass körperliche Betätigung negativ mit dem ersten Auftreten von Stimmungs- und Angststörungen verbunden war. Bei Teilnehmern, die zu Beginn der Studie an einer psychischen Störung litten, war die Wahrscheinlichkeit, sich von dieser wieder zu erholen größer (OR = 1,47), als bei den Teilnehmern, die keinen Sport trieben (vgl. Have, de Graaf & Monshouwer 2011).

6.1 Endokrinologie und HPA-Achse

Es wurde vielfach erforscht, welche Wirkung Sport auf das Gehirn ausübt. Inzwischen weiß man, dass sportliche Betätigung zu einem Anstieg des Serotoninspiegels im Gehirn führt und somit ähnlich wie ein Antidepressivum stimmungsaufhellend wirkt (vgl. Kraft, Matura & Cless 2017, S. 21). Grundlage dafür ist, dass Serotonin an verschiedenen psychischen Regelprozessen beteiligt ist. Hierunter fällt die Regulation des Schlaf-Wach-Rhythmus und die Wahrnehmung von Hunger, Durst, Schmerz sowie die Emotionsregulation. Der Neurotransmitter ist daher bei einem Mangel auch an der Entwicklung von psychischen Erkrankungen wie Depressionen und Angststörungen beteiligt (vgl. Novak & Erfurth 2017, S. 30).

Neben Serotonin spielen auch Stresshormone wie Cortisol eine wichtige Rolle bei der Entstehung einer Depression. Stress führt zu einer Aktivierung der Hypothalamus-Hypophysen-Nebennierenrinden Achse (HPA-Achse), was zu einer Ausschüttung von Adrenalin, Noradrenalin und Cortisol führt. Dies ist zunächst eine natürliche Reaktion auf eine Belastungsreaktion, die über verschiedene physiologische Mechanismen zur Mobilisierung von Energieressourcen führt und gleichzeitig entbehrliche Körperfunktionen herunterreguliert. Die Energiebereitstellung dient der Bewältigung der Stresssituation, weshalb nach Beendigung dieser eine Rückregulation der HPA-Achse notwendig ist. Bleibt diese aus, beispielsweise aufgrund einer chronischen Belastung, kann dies gravierende gesundheitliche Folgen haben wie z.B. Stoffwechselstörungen, Störungen der Immunabwehr, Herz-Kreislauferkrankungen, Lern- und Gedächtnisstörungen aber auch Depressionen (vgl. Ising 2011).

Der wesentliche Hauptmechanismus sportlicher Aktivität auf die Verbesserung depressiver Symptome liegt dabei in der Normalisierung der HPA-Achse und der darauf basierenden Verringerung des Cortisolspiegels. Sportliche Aktivität beeinflusst zudem Prozesse des Hormonsystems und der Immunreaktion positiv. Es kommt zu einer Verringerung von Entzündungsmarkern, die im Zusammenhang mit einer Depression stehen. Dazu zählen Interleukin 1 (IL-1), Interleukin 6 (IL-6) und Tumornekrosefaktor-α (TNF- α) (vgl. Bendau, Petzold & Ströhle 2022).

Im Rahmen der Stressbewältigung sollen die entstandenen Stresshormone wieder abgebaut werden. Sport und Bewegung führen in diesem Kontext zu einem vermehrten Sauerstofftransport in die Zelle, was den Stoffwechsel anregt. Blutzucker, Blutfettwerte und Stresshormone sinken, während vermehrt Glückshormone wie Endorphine und Serotonin ausgeschüttet werden. Dies wirkt sich positiv auf das Stresserleben aus, da sie Stresshormone neutralisieren (vgl. Hamberger 2020).

Die Wirkweise der körperlichen Aktivität auf das Stresserleben ist in folgender Abbildung dargestellt:

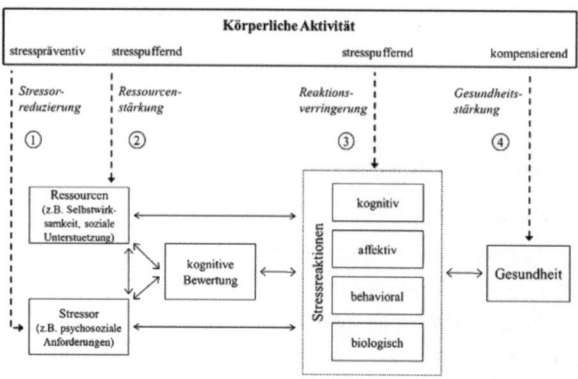

Abbildung 2: Modell der stressregulierenden Wirkweise körperlicher Aktivität

Quelle: Gerber & Fuchs 2018, S. 209

Das Modell der stressregulativen Wirkweisen der körperlichen Aktivität basiert auf der transaktionalen Stresstheorie, die besagt, dass Stress immer dann entsteht, wenn interne oder externe Anforderungen die Verfügbarkeit des individuellen Ressourcentools übersteigen. Die kognitive Bewertung der individuellen Ressourcen sowie des Stressors führt zu der entsprechenden Stressreaktion auf biologischer, behavioraler, affektiver und kognitiver Ebene. Dies kann je nach Dauer und Intensität gesundheitsschädigende Auswirkungen mit sich ziehen. Die körperliche Aktivität kann entsprechend des Modells auf unterschiedlichen Ebenen Einfluss auf die Stressregulation haben. Bei der Stressentstehung wirkt sie sich stresspräventiv durch Stressorreduzierung und stresspuffend durch Ressourcenstärkung aus (Pfad 1 und 2). Im Rahmen der Stressbewältigung kann körperliches Training eine Reaktionsverringerung auf die Stressreaktion ausüben. Der Wirkmechanismus dabei ist beispielsweise die durch körperliche Aktivität hervorgerufene Verringerung der Kortisolausschüttung sowie die Reduktion stressbedingter körperlicher Anspannung (Pfad 3). Pfad 4 verdeutlicht die gesundheitsstärkende Wirkung der körperlichen Aktivität. Diese beruht auf den vorangegangenen Mechanismen der Stressorreduktion, Ressourcenstärkung und Reaktionsverringerung, welche allesamt die gesundheitsschädigenden Folgen von Stress abpuffern (vgl. Gerber & Fuchs 2018, S. 208 f.).

6.2 Psychosoziale Aspekte

Neben physiologischen Aspekten wirken sich auch die psychosozialen Aspekte von körperlichem Training auf antidepressive Effekte aus. Eine wichtige Rolle hierbei spielt die Steigerung der Selbstwirksamkeit und des Selbstwerts. Regelmäßige bewegungsbezogene Routinen können dabei helfen, den Tagesablauf langfristig besser zu strukturieren und Inaktivitätsphasen zu reduzieren. Außerdem können negative Gedanken und Affekte verringert werden, indem durch die körperliche Betätigung eine Ablenkung alltagsbezogener Stressoren und Sorgen stattfindet. Außerdem können auf sozialer Ebene neue soziale Interaktionen wahrgenommen werden. Der Wirkmechanismus der sozialen Unterstützung spielt hierbei eine bedeutende Rolle. So kann durch Sport das Erleben von sozialer Integration und Unterstützung verbessert werden sowie die wahrgenommene Akzeptanz. Wichtig für diese Wirkmechanismen ist jedoch ein positives Setting ohne Leistungs- und Konkurrenzdruck (vgl. Bendau, Petzold & Ströhle 2022).

7. Bewegung als Therapie

Bereits in den 1970er-Jahren wurde der Ansatz verfolgt, dass sportliche Aktivität in der Therapie von Depressionen Anwendung findet, verfolgt. Die Wirksamkeit wurde in zahlreichen Metaanalysen und Übersichtsarbeiten umfangreich geprüft, die alle zu überwiegend positiven Ergebnissen kamen (vgl. Bendau, Petzold & Ströhle 2022).

In einer 2017 veröffentlichten Studie untersuchten Ledochowski et al. den Einfluss sportlicher Aktivität als therapeutische Intervention bei Patienten mit Depressionen. Hierfür wurden Fachartikel im Veröffentlichungszeitraum von 1980 bis 2016 systematisch bewertet, die den Einfluss von bewegungsbezogener Therapie Interventionen im Vergleich zu einer Kontrollbedingung untersuchten. Es stellte sich heraus, dass insgesamt 34 von 48 der verglichenen Studien eine signifikant positive Wirkung von sportlichen Interventionen auf die depressive Symptomatik und affektive Befindlichkeit aufwiesen (vgl. Ledochowski et al. 2017, S. 767).

Die meisten Studien in diesem Bereich beziehen sich auf Trainingsprogramme in einem Zeitraum von acht bis 20 Wochen, jedoch fanden sich auch bei einzelnen Bewegungseinheiten positive Effekte auf die Stimmung (vgl. Bendau, Petzold & Ströhle 2022).

Forschungen bezüglich körperlicher Aktivität als alleinstehende Behandlungsform zeigten eine vergleichbare Effektstärke wie die Wirksamkeit einer pharmakologischen Therapie und Psychotherapie. Als ergänzende Behandlungsmaßnahme zeigt sich zudem eine Erhöhung der Effektivität anderer Therapieverfahren. Der ergänzende Einsatz eines zwölfwöchigen Bewegungsprogrammes zusätzlich zur pharmakologischen Therapie, steigerte die Remissionsrate bei Patienten mit einer unipolaren Depression signifikant. Der gleiche Effekt zeigte sich auch in Kombination mit psychotherapeutischen Interventionen. Eine ergänzende Behandlung führte demnach zu größerem Behandlungserfolg als der alleinige Einsatz einzelner Behandlungsmethoden. Darüber hinaus kann körperliche Aktivität auch mögliche pharmakologische Nebenwirkungen lindern und zu einem positiven Effekt sowohl auf das psychische als auch das physische Wohlbefinden ausüben und wirkt deshalb universell gesundheitsfördernd (vgl. Bendau, Petzold & Ströhle 2022).

8. Präventive Bewegung

Körperliche Aktivität wirkt sich nicht nur bei akuter Krankheitssymptomatik positiv auf die Genesung aus, sondern wirkt auch präventiv auf eine Verbesserung des psychischen Wohlbefindens und der Leistungsfähigkeit und dient somit der langfristigen Aufrechterhaltung der psychischen Gesundheit. Dies zeigt sich in zahlreichen Korrelationsstudien und Metaanalysen, welche den Zusammenhang von sportlicher Aktivität mit der Prävalenz und dem Schweregrad einer Depression untersuchten. Die Forschungsergebnisse kamen überwiegend einheitlich zu dem Ergebnis, dass ein höheres sportliches Aktivitätslevel mit einer geringeren Wahrscheinlichkeit der Entwicklung einer depressiven Erkrankung einhergeht. Dieser Effekt zeigte sich auch in der COVID-19-Pandemie (vgl. Bendau, Petzold & Ströhle 2022).

In einer umfangreichen Metaanalyse wurden 49 prospektive Studien mit insgesamt 266.939 Teilnehmern ausgewertet. Der Beobachtungszeitraum betrug 26 Jahre und verdeutlicht, dass Personen mit einer geringeren körperlichen Aktivität ein höheres Risiko hatten an einer Depression zu erkranken, als solche mit einem hohen Maß an sportlicher Aktivität (Odds Ratio = 0,83). Die Präventive Wirkung körperlicher Aktivität auf das Auftreten einer Depression zeigte sich bei Jugendlichen (Odds Ratio = 0,90), im Erwachsenenalter (Odds Ratio = 0,78) sowie bei älteren Personen (Odds Ratio = 0,79) (vgl. Schuch et al., 2018).

9. Auswirkungen von Depressionen auf das Bewegungsverhalten

Die beiden Faktoren Psyche und Körper sind eng miteinander verbunden. Psychische Probleme wirken sich daher auch auf das Bewegungsverhalten aus. Nach Oertel et al. (2017) wirken sich folgende psychische Faktoren bei einer Depression negativ auf das Bewegungsverhalten aus:

1. Niedergeschlagene Stimmung
1. Demotivierende Gedanken
2. Energielosigkeit
3. Ängste
4. Mangel an Selbstvertrauen

Eine dauerhaft niedergeschlagene Stimmung führt meist zu Antriebslosigkeit und Inaktivität. Demotivierende Gedanken können dazu führen, dass Sportarten, in denen man sich mit anderen misst (z.B. Fußball, Handball oder Volleyball), gemieden werden. Das Gefühl von Erschöpfung und Energielosigkeit führt zu einem vermehrten Ruhebedürfnis. Betroffene ziehen sich dann meist zurück und suchen statt körperlicher Aktivität eher das Bett auf. Dies führt jedoch meist nicht zu dem erwarteten Erholungseffekt, sondern fördert das Gefühl von Erschöpfung. Da Depressionen häufig auch komorbide mit Angststörungen verbunden sind spielen auch Ängste eine wichtige Rolle. Betroffene einer Angststörung trauen sich wenig zu und fürchten neue, ihnen bislang noch unbekannte Situationen, Umgebungen und Aktivitäten. Ähnliches zeigt sich auch bei Personen mit einem Mangel an Selbstvertrauen. Sie scheuen sich häufig davor, neue Sportarten oder Gewohnheiten zu beginnen. Sie präferieren ihre gewohnten Routinen, ohne neue Leistungsgrenzen auszutesten. Das führt zu einem Ausbleiben der Verbesserung der eigenen Leistung, was wiederrum die Entwicklung neuen Selbstvertrauens verhindert (vgl. Oertel et al. 2017, S. 28 ff.).

10. Gegenmaßnahmen

Wissenschaftliche Studien belegen, dass ein körperliches Training sowohl bei moderater als auch intensiver Aktivität zu einer Verbesserung der Stimmung führt. Bei Aktivitäten mit niedriger Intensität blieb dieser Effekt jedoch aus (vgl. Oertel et al. 2017, S. 29).

Die Empfehlungen der S3-Leitlinie für die Behandlung unipolarer Depressionen beinhalten daher:

"aerobes Ausdauertraining in moderater Intensität für mindestens 30 Minuten an mindestens fünf Tagen pro Woche oder intensives Training für mindestens 20 Minuten an mindestens drei Tagen pro Woche, bzw. eine Kombination aus beiden. Es sollte ein Energieverbrauch von mindestens 500 bis 1000 metabolischen Einheiten (MET)-Minuten pro Woche erreicht werden. An zwei bis drei Tagen pro Woche sollte zudem Krafttraining für alle großen Muskelgruppen sowie Gleichgewichts- und Koordinationstraining durchgeführt werden." (DGPPN 2017, S. 45)

Bei demotivierenden Gedanken empfiehlt es sich Sportarten zu wählen, die einem Spaß machen und bei denen keine Wettkampf Gedanken im Vordergrund stehen, da hier oft auch perfektionistische Anforderungen eine Rolle spielen. Bei Energielosigkeit und Erschöpfungsgefühlen können kurze sportliche Episoden genutzt werden, denn bereits 15-minütige Einheiten können dabei helfen Energie zu schöpfen. Stressreduzierende Übungen können zum einen auf körperlicher Ebene zum anderen aber auch auf psychischer Ebene dabei helfen, Belastungen und Überforderungen zu bewältigen und dadurch ebenfalls Erschöpfungsgefühle zu reduzieren. Bei einem Mangel an Selbstvertrauen kann ein Trainer dabei helfen, geeignete Aktivitätsformen zu finden und durch motivierende Gespräche in Kombination mit einer Verbesserung der Leistung die sportliche Aktivität dauerhaft aufrecht zu erhalten und neues Selbstvertrauen aufzubauen (vgl. Oertel et al. 2017, S. 28 ff.).

11. Fazit und Diskussion

Die Volkskrankheit Depression spielt zunehmend eine immer wichtigere Rolle, da die Anzahl der Erkrankten immer weiter steigt. Die Erkrankung ist zum einen für die Betroffenen selbst mit einem hohen Leidensdruck verbunden, jedoch auch die Wirtschaft leidet unter den damit verbundenen hohen Kosten. Sport und bewegungsbezogene Interventionen können präventiv dabei helfen, das Risiko einer Erkrankung zu reduzieren, aber auch therapeutisch zur Genesung beitragen. Die positive Wirkung körperlicher Aktivität auf die psychische Gesundheit konnte in zahlreichen Studien belegt werden, weshalb sie mittlerweile als fester Bestandteil im Therapiekonzept von Depressionen verankert sind. Es sollte bedacht werden, dass Bewegung alleine nicht den optimalen Behandlungsrahmen erfüllt, weshalb sie zusätzlich zur klassischen Pharmakotherapie und Psychotherapie eingesetzt werden sollte.

Gerade weil die Prävalenz der im Laufe des Lebens an einer depressiven Episode Erkrankten immer weiter steigt und alltägliche Anforderungen häufig zur stressbezogenen Überlastung führen, sollte vermehrt Wert auf die präventiven Effekte körperlicher Aktivität gelegt werden. Es ist wichtig, hierfür in der Allgemeinbevölkerung ein stärkeres Bewusstsein zu schaffen. Dies könnte beispielsweise im

Rahmen des betrieblichen Gesundheitsmanagements in Form von Präventionsangeboten stattfinden. Arbeitgeber können Angebote wie Firmenfitness (Zuschüsse zum Fitnessstudio) oder regelmäßige betriebsinterne Sportangebote (z.B. Betriebsfußball oder Bowling) in das Unternehmensleitbild verankern und somit sowohl Bewegung, als auch soziale Interaktionen fördern. Auch bei Kindern und Jugendlichen sollte schon früh auf ausreichend Bewegung geachtet werden. Eltern können hier als Vorbild fungieren sowie aktiv das Bewegungsverhalten des Kindes fördern, indem gemeinsam nach Sportarten gesucht wird, die dem Kind Spaß machen und an denen es regelmäßig teilnehmen kann.

Literaturverzeichnis

American Psychiatric Association [APA]. (2013). Diagnostic and statistical manual of mental disorders (fifth edition: DSM 5). Arlington: American Psychiatric Publishing.

Bendau A, Petzold M, Ströhle A. (2022): Bewegung, körperliche Aktivität und Sport bei depressiven Erkrankungen. NeuroTransmitter. 33(1-2):52–61. https://doi.org/10.1007/s15016-021-9343-y

Berking, M., Radkovsky, A. (2012): Unipolare Depression. In Berking, M./Rief, W. (Hrsg): Klinische Psychologie und Psychotherapie für Bachelor. Band I: Grundlagen und Störungswissen. Springer, Berlin/ Heidelberg, S. 29-46.

Beesdo-Baum, M., Wittchen, K. (2020): Depressive Störungen: Major Depression und Persistierende Depressive Störung (Dysthymie). In Hoyer, J. & Knappe, S. (Hrsg.): Klinische Psychologie & Psychotherapie (3. Aufl.). Springer. https://doi.org/10.1007/978-3-662-61814-1_20

Bundesärztekammer (BÄK), Kassenärztliche Bundesvereinigung (KBV), Arbeitsgemeinschaft der Wissenschaftlichen Medizinischen Fachgesellschaften (AWMF). Nationale VersorgungsLeitlinie Unipolare Depression – Kurzfassung, Version 3.1. 2022 [cited: 2023-05-12]. DOI: 10.6101/AZQ/000498. www.leitlinien.de/depression.

DGPPN, BÄK, KBV, AWMF (Hrsg.) für die Leitliniengruppe Unipolare Depression*. S3-Leitlinie/Nationale VersorgungsLeitlinie Unipolare Depression – Kurzfassung, 2. Auflage. Version 1. 2017 [cited: 2023-05-14]. DOI: 10.6101/AZQ/000366. www.depression.versorgungsleitlinien.de.

Eckert, S. (2018): Zahlen und Fakten über Depressionen. In AOK. Stiftung deutsche Depressionshilfe. Abgerufen am 5. Mai 2023, von https://www.aok-bv.de/imperia/md/aokbv/presse/pressemitteilungen/archiv/2028/07_faktenblatt_depressionen.pdf

Erfurth, A., Sachs, G. (2023): Wie wirken Antidepressiva? Weil sie einen Serotoninmangel im Gehirn ausgleichen?. psychopraxis. neuropraxis 26, 100–107 (2023). https://doi-org.pxz.iubh.de:8443/10.1007/s00739-023-00898-w

Gerber, M., & Fuchs, R. (2018): Handbuch Stressregulation und Sport. Springer Berlin Heidelberg.

Hamberger, B. (2020): Wie und warum Sport gegen Stress hilft. In Die Techniker Krankenkasse. Abgerufen am 4. Mai 2023, von https://www.tk.de/techniker/magazin/life-balance/aktiv-entspannen/stress-abbauen-mit-sport-und-bewegung-2093232

Have, M.T., De Graaf, R. & Monshouwer, K. (2011): Physical exercise in adults and mental health status, Journal of Psychosomatik Research, 71(5), 342-348, https://doi.org/10.1016/j.psychores.2011.04.001

ICD-10-GM-2023: F32. Depressive Episode (2023). Abgerufen am 4.Mai 2023, von https://icd-code.de/icd/code/F32.-.html

Ising, M. (2011). Stresshormonregulation und Depressions-risiko – Perspektiven für die antidepressive Behandlung. Max-Planck-Gesellschaft. Abgerufen am 19. Mai 2023, von https://www.mpg.de/4752810/antidepressive-behandlung

Kraft, D., Matura, S., Cless, K. (2017): Psychische Störungen. In Oertel, V., Matura, S. (Hrsg). Bewegung und Sport gegen Burnout, Depressionen und Ängste. https://doi.org/10.1007/978-3-662-53938-5

Laux, G. & Möller, H. (2008): 1.25 Depressionen/Depressive Störungen/Depressive Syndrome. In Psychiatrie und Psychotherapie. https://doi.org/10.1055/b-0034-39976

Ledochowski, L., Stark, R., Ruedl, G. & Kopp, M. V. (2017): Körperliche Aktivität als therapeutische Intervention bei Depression. Nervenarzt, 88(7), 765–778. https://doi.org/10.1007/s00115-016-0222-x

Novak, W., Erfurth, A. (2017): Therapie depressiver Störungen mit selektiven Serotonin-Rückaufnahme-Inhibitoren (SSRI). psychopraxis. neuropraxis 20, 28–41 (2017). https://doi-org.pxz.iubh.de:8443/10.1007/s00739-016-0371-5

Oertel, V., Engeroff, T., Bieber, M., Al-Dalati, T., Matur, S. (2017): Psychische Probleme und Bewegungsverhalten. In Oertel, V., Matura, S. (Hrsg). Bewegung und Sport gegen Burnout, Depressionen und Ängste. https://doi.org/10.1007/978-3-662-53938-5

Pdeutschmann. (2022, 25. Mai): Effekte und Therapiewirkung von Sport bei Depression | Klinik Friedenweiler. Klinik-Friedenweiler. Abgerufen am 5. Mai 2023, von https://www.klinik-friedenweiler.de/blog/sport-depression-auswirkungen-effekt-therapieformen/

Pieper, L., Schulz, H., Klotsche, J., Eichler, T. & Wittchen, H. (2008): Depression als komorbide Störung in der primärärztlichen Versorgung. Bundesgesundheitsblatt, 51(4), 411–421. https://doi.org/10.1007/s00103-008-0509-6

Schuch, F. B., Vancampfort, D., Firth, J., Rosenbaum, S., Ward, P., Da Silva, E. S., Hallgren, M., De Leon, A. P., Dunn, A. L., Deslandes, A. C., De Almeida Fleck, M. P., Carvalho, A. F. & Stubbs, B. (2018): Physical Activity and Incident Depression: A Meta-Analysis of Prospective Cohort Studies. American Journal of Psychiatry, 175(7), 631–648. https://doi.org/10.1176/appi.ajp.2018.17111194

Wiemeyer, J., Hänsel, F. (2017): Psychische Gesundheit und körperliche Aktivität. In Oertel, V., Matura, S. (Hrsg). Bewegung und Sport gegen Burnout, Depressionen und Ängste. https://doi.org/10.1007/978-3-662-53938-5

Ising, M. (2011): Stressregulation und Depressionsrisiko – Perspektiven für die antidepressive Behandlung. In Max-Planck-Gesellschaft. Max-Planck-Institut für Psychiatrie. http://www.mpg.de/4752810/antidepressive-behandlung

Have, M.T., De Graaf, R. & Monshouwer, K. (2011): Physical exercise in adults and mental health status, Journal of Psychosomatik Research, 71(5), 342-348, https://doi.org/10.1016/j.psychores.2011.04.001

Abbildungsverzeichnis

Abbildung 1: Konzeptionelles Ätiologiemodell der Depression

Quelle: Beesdo-Baum & Wittchen 2020, S. 1043

Abbildung 2: Qualitätsstandards in der Beratung

Quelle: Modell der stressregulierenden Wirkweise körperlicher Aktivität